中华口腔医学会
中国牙病防治基金会　组织编写

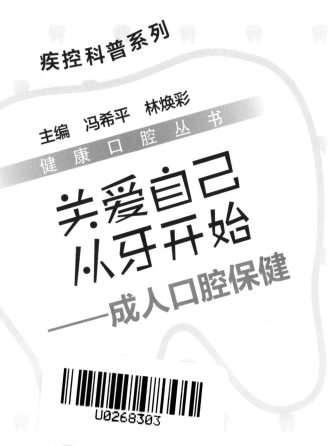

疾控科普系列

主编　冯希平　林焕彩

健康口腔丛书

关爱自己从牙开始

——成人口腔保健

U0268303

人民卫生出版社

图书在版编目（CIP）数据

关爱自己从牙开始：成人口腔保健 / 冯希平，林焕彩主编. — 北京：人民卫生出版社，2019
（健康口腔丛书）
ISBN 978-7-117-29030-2

Ⅰ.①关…　Ⅱ.①冯…　②林…　Ⅲ.①口腔－保健
Ⅳ.①R780.1

中国版本图书馆 CIP 数据核字（2019）第 218644 号

| 人卫智网 | www.ipmph.com | 医学教育、学术、考试、健康，购书智慧智能综合服务平台 |
| 人卫官网 | www.pmph.com | 人卫官方资讯发布平台 |

健康口腔丛书
关爱自己从牙开始——成人口腔保健

主　　编：冯希平　林焕彩
出版发行：人民卫生出版社（中继线 010-59780011）
地　　址：北京市朝阳区潘家园南里 19 号
邮　　编：100021
E - mail：pmph @ pmph.com
购书热线：010-59787592　010-59787584　010-65264830
印　　刷：北京顶佳世纪印刷有限公司
经　　销：新华书店
开　　本：710×1000　1/16　　印张：5
字　　数：58 千字
版　　次：2019 年 11 月第 1 版　2022 年 8 月第 1 版第 7 次印刷
标准书号：ISBN 978-7-117-29030-2
定　　价：35.00 元
打击盗版举报电话：010-59787491　E-mail：WQ @ pmph.com
（凡属印装质量问题请与本社市场营销中心联系退换）

《健康口腔丛书
关爱自己从牙开始
——成人口腔保健》

编写委员会

主　编　冯希平　林焕彩
副主编　司　燕　陈　曦　马莉莉
主　审　台保军　胡德瑜
编　者　（以姓氏笔画为序）

于　𫘦　上海交通大学医学院附属第九人民医院
于丽霞　中山大学光华口腔医学院
马莉莉　中华口腔医学会
王一诺　中山大学光华口腔医学院
支清惠　中山大学光华口腔医学院
冯希平　上海交通大学医学院附属第九人民医院
司　燕　北京大学口腔医学院
台保军　武汉大学口腔医学院
李　飞　上海交通大学医学院附属第九人民医院
刘　畅　武汉大学口腔医学院
吴祎培　上海交通大学医学院附属第九人民医院
张　磊　健康报
陈　曦　上海交通大学医学院附属第九人民医院
林焕彩　中山大学光华口腔医学院
卓文剑　上海交通大学医学院附属第九人民医院
周　媛　上海交通大学医学院附属第九人民医院
周　燕　中山大学光华口腔医学院

庞亮月　中山大学光华口腔医学院

钮文异　北京大学医学部

曹桂芝　上海交通大学医学院附属第九人民医院

谢春雨　上海交通大学医学院附属第九人民医院

裴　君　上海交通大学医学院附属第九人民医院

廖义东　中山大学光华口腔医学院

黎　瑞　上海交通大学医学院附属第九人民医院

绘　图　黄诗颖　福建医科大学口腔医学院

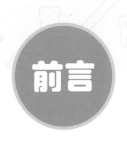

前言

　　口腔健康是生活质量的重要保障。第四次全国口腔健康流行病学调查结果显示，大部分中、老年人都患有龋病和牙周疾病，口腔卫生状况堪忧，绝大部分人都有牙结石，口腔健康意识虽然有所提升，但口腔卫生习惯尚未养成，口腔保健知识和技能较为薄弱。党和国家十分重视人民的健康，为促进全民口腔健康，国家卫生健康委员会办公厅印发了《健康口腔行动方案（2019—2025年）》，要求加强全人群、全生命周期的口腔健康管理，加强口腔健康教育，提高群众口腔健康素养水平。在国家卫生健康委员会疾病预防控制局指导下，中华口腔医学会和中国牙病防治基金会组织专家编写出版口腔健康科普丛书。

　　本书重点关注成年人，根据成年人的生理特点和他们所关心的口腔健康问题，采取图文并茂的形式，详细介绍了口腔健康科普知识。全书分为两篇，第一篇是中青年人篇，针对这时期常出现的牙龈出血、牙齿酸痛、口腔溃疡以及口臭等情况，告诉其产生的原因以及具体预防措施。第二篇是老年人篇，针对老年人常见的食物嵌塞、牙齿松动、缺牙、牙根龋齿以及口腔黏膜疾病等情况，提出具体的预防建议。

　　本书为成年人口腔健康提供了科学指导，也是口腔医学专业人员开展口腔健康教育和科普宣传活动的参考用书，对增加大众的口腔保健知识、改善大众的口腔健康行为、提升大众的口腔健康水平发挥重要作用。

冯希平　林焕彩

2019年9月

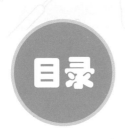

目录

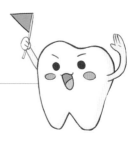

第一篇

中青年人口腔保健

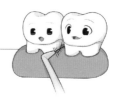

第二篇
老年人口腔保健

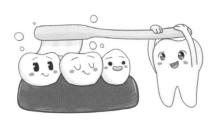

第一篇

中青年人口腔保健

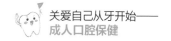
1. 龋病不治疗后果很严重

> 牙上有了黑洞洞　影响美观还会痛
> 若不及时看牙医　小洞不补成大洞
> 少吃甜食和饮料　饭后漱口牙线用
> 含氟牙膏防蛀牙　每次刷牙两分钟

　　当你照镜子时，偶然发现牙齿变黑，甚至出现了一个黑洞洞，还可能经常塞食物，你就得当心了，你的牙齿很有可能得了龋病。患龋病的牙齿就是龋齿，俗称蛀牙，是由牙面上附着的细菌利用食物产酸并缓慢腐蚀牙齿而形成龋洞。

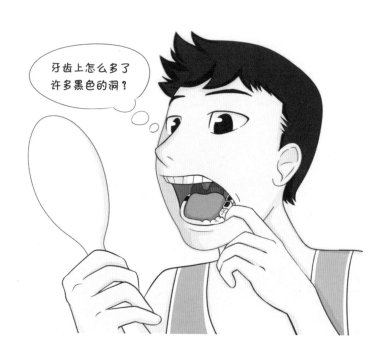

当你得了龋病，你就会出现上面所述的症状。如果龋洞较深，进食冷、热、酸、甜的食物时会出现疼痛不适。龋病若继续发展，可以继发牙髓炎和根尖周炎，也就是我们俗称的"牙神经发炎"和"牙根发炎"，可能导致牙齿完全破坏，最终只能拔除。如果再进一步发展，龋齿中的细菌可以播散到身体其他器官，引起全身疾病。

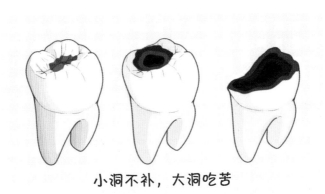

小洞不补，大洞吃苦

如果怀疑得了龋病，要及时去找口腔医生诊治，修补你的牙齿。俗话说："小洞不补，大洞吃苦。"小的龋洞，处理起来比较容易；龋洞越大，处理越复杂；如果等到发展成为牙髓炎或根尖周炎再做处理，那不仅要吃苦头，钱包也要受到考验。

6个月进行一次定期口腔检查是发现龋病并进行早期治疗的关键，因为龋病早期是没有任何症状的，只有专业的医生才能早期发现，及时治疗。

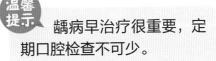

温馨提示 龋病早治疗很重要，定期口腔检查不可少。

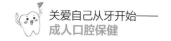
2. 牙齿剧烈疼痛可能是牙髓炎，需要及时治疗

牙髓炎　有征兆　吃冷喝热疼一跳

放射痛　夜间扰　哪颗牙齿找不着

不碰它　自己闹　疼痛剧烈没法笑

若想获得好牙齿　定期检查少不了

　　牙髓，俗称"牙神经"，主要包含牙齿的神经和血管。它处于牙齿中央，被外层的牙体包裹，正常情况下不与外界相通。当龋病很深很久了，外面包被的牙体硬组织被腐蚀破坏了，牙髓才会与外面的细菌接触，受到感染引发牙髓炎，也就是俗称牙神经发炎了。

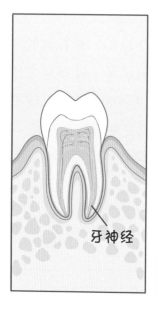

牙神经

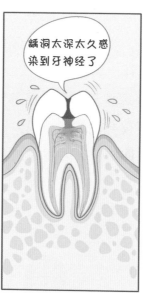

龋洞太深太久感染到牙神经了

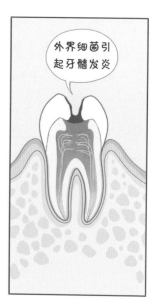

外界细菌引起牙髓发炎

　　牙神经发炎主要会出现以下几种情况：不碰它自己就开始痛；可能晚上会痛得比较厉害；虽然感到疼痛但却没法确定是哪颗牙齿；吃喝凉的或烫的东西会剧烈地疼痛。这些症状显示牙齿疾病已经比较严重了。

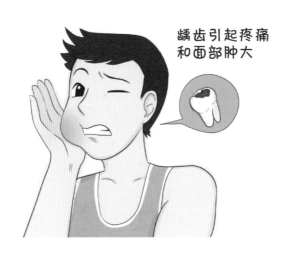

龋齿引起疼痛和面部肿大

　　有的人要问了，人体不是有自愈能力吗？牙髓炎能不能像感冒一样自己就好了。答案是不能！牙神经不同于身体的其他组织，牙神经一旦发炎只会逐渐严重，没办法通过吃药等方式进行修复。因此，如果出现牙髓炎，感染的牙髓需要及时处理，进行"根管治疗"，如果不处理，就是一个潜藏在嘴巴里的病灶，随时可能兴风作浪。有的患者在出现疼痛后，因为忙碌或者怕麻烦等原因不去医院处理，导致病变进一步发展，引起牙根尖的部位发炎，这就不仅仅是牙齿的问题了，还可能导致骨头吸收，甚至脸部会大面积发炎红肿。防治牙髓炎最好的方法，就是在龋洞比较表浅的时候尽早地治疗，出现牙齿不适时及早就诊。

温馨提示　发现蛀牙要早治疗，防止病变进展引发牙髓炎。

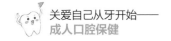

3. > 好好清洁牙齿，应对牙龈出血

口腔不干净　肿胀伴牙龈
污垢堆牙上　集中多细菌
刷牙常出血　啃果有血印
莫要瞎担心　清洁解窘困

有的时候，我们刷牙或者啃苹果的时候会发现牙龈有出血，对于出血来说大家都会显得很恐慌："我是不是得了什么大病？"有的人因为出血不敢刷牙，其实对于大部分身体健康的人来说，牙龈出血很可能是牙龈炎的症状。这是一种非常常见的口腔疾病，大部分人都有过。

当牙齿上的牙菌斑和牙石没有清洁干净，就会堆在牙齿上、刺激牙龈引起发炎。就像垃圾堆不清理会引起环境变坏一样，堆在牙齿上的"垃圾"会引起牙龈发炎，导致牙龈变得松软、红肿，容易出血。

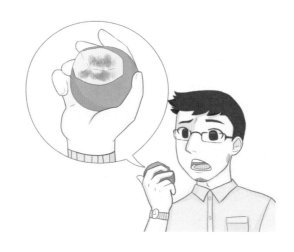

　　遇到这种问题，最主要的解决办法是好好清洁牙齿，有出血症状更要好好刷牙，配合使用牙线、牙间隙刷等工具，时刻注意口腔卫生。发现"垃圾"引起环境污染，不能因为害怕出血就不去清理，那只会使情况更严重。如果发现牙齿上有硬的结石，我们称之为"牙石"。牙石不能通过刷牙刷掉，还需要去医院洁牙（俗称"洗牙"）去除牙石，通常推荐 6 个月左右去医院洗一次牙。

　　如果牙龈炎没有及时治疗，下一步可能会发展为牙周炎，不仅会出现牙龈出血，还会出现牙齿松动，甚至脱落。

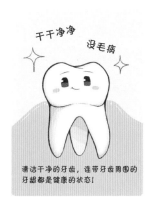

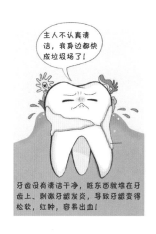

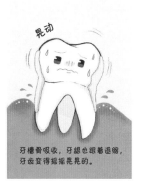

温馨提示　牙龈出血主要原因是口腔清洁不到位，应积极进行口腔保健，维护自己的口腔健康。

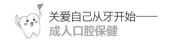
4. ＞ 定期洗牙避免牙缝越来越大

> 每天敷衍把牙刷　　牙龈红肿出血呀
> 长期出血若不医　　结石堆得大如牙
> 越堆越久牙缝大　　快去洗牙准不差
> 谁说洗牙危害大　　洗出一口好白牙

人到中年，牙缝逐渐变宽，越来越容易塞牙。其实是牙龈萎缩导致了大牙缝的出现——牙缝间原本被牙龈塞满的区域显露出来，牙和牙之间自然产生了缝隙，然而这只是牙周炎的早期表现。牙周炎是慢性病，"不疼不痒"并不是没有问题，如果不及时治疗，后期不仅牙缝会越来越大，还会出现牙齿松动、咬物无力等症状。牙周炎产生的原因主要是没有把牙齿表面，尤其是牙龈边缘的牙菌斑清除干净。牙菌斑不清除干净，就会堆积，长期刺激牙龈，引起牙龈炎甚至牙周炎，导致牙龈退缩、牙根暴露，牙缝就不可避免地出现了。

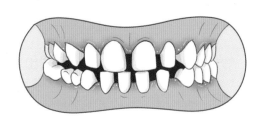

怎么做才能避免牙缝变大呢？首先，提倡预防为主。牙缝还没变大的时候，你有采取正确的方法维护牙龈吗？预防牙周病，

需要正确刷牙、使用牙线和定期洗牙等措施多管齐下。洗牙就是用超声清洗牙齿，它可以帮助人们将平时牙齿表面"遗留"的菌斑及已经形成的顽固的牙石除去，使得牙表面"重获新生"，可以再次留出空间让牙龈贴附。所以，洗牙是维护牙龈健康，牙齿坚固非常有效简便的方法。

温馨
提示

及时寻求正确的牙周治疗，定期洗牙是良策。

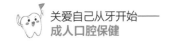
5. 牙本质暴露引起牙齿敏感酸疼

凉风嗖嗖牙好酸　酸冷甜食没法吃
牙齿敏感是何缘　多因不良坏习惯
刷毛太硬横着刷　牙龈萎缩多龋齿
良好习惯需培养　科学就医最关键

冰凉的可乐、酸甜的水果，入口瞬间却是又酸又痛，这可能是牙齿敏感引起的。

牙齿敏感是一种口腔疾病，产生的原因有很多。牙齿平时被坚固的外壳——牙釉质包裹着，我们吃冷热酸甜等食物时不会酸疼。一旦牙齿坚实的外衣——牙釉质被破坏，或者牙龈萎缩后牙根暴露，遇到冷、热、酸、甜等刺激时，牙齿就会有酸痛的感觉。

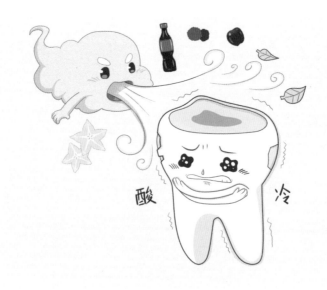

　　引起牙釉质破坏的因素有很多，刷牙方式不正确、牙刷刷毛过硬、牙齿磨耗、牙龈萎缩、偏爱碳酸饮料等都会引起牙本质敏感。

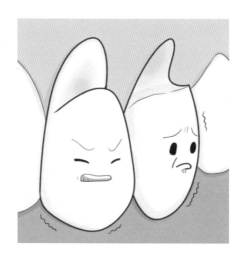

　　那么牙齿敏感后该怎么办呢？首先要去除病因，少喝碳酸饮料，掌握正确的刷牙方法，如果有饭后刷牙的习惯，那么最好进食一小时后再刷牙。其次，如果已经有敏感症状，可以先使用抗敏牙膏。如果使用上述方法 2～4 周都没有明显作用，那么就要及时就医，让专业的口腔医生帮你解决问题了。

温馨提示 正确刷牙、选用中软毛牙刷、少喝碳酸饮料、饭后漱口等方法可减少牙齿敏感酸痛发生。

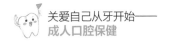
6. 保持口腔卫生帮助我们远离口臭困扰

口腔异味真尴尬　不敢张口和说话
清洁措施不能少　牙刷牙线舌苔刷
牙齿有病早治疗　鼻窦咽腔多检查
口腔清新保健康　戒烟限酒勤洗牙

口腔异味，俗称口臭，是在成年人中普遍存在的一个问题，很多人都表示口臭会影响自己的形象和交际，在和别人近距离交流的时候，也会给他人带来困扰。导致口臭的原因有很多，一般找准原因、采取正确的措施就可以帮助我们缓解口臭的尴尬。

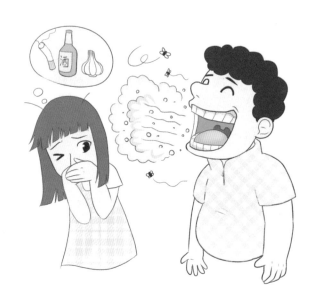

口腔问题是导致口臭的主要原因，例如牙垢、牙石、过厚的舌苔、牙缝里嵌塞的食物，没有治疗的龋病、牙周病、口腔癌

等。因为口腔内的细菌会分解滞留的食物，从而产生有异味的挥发性硫化物，这种挥发性硫化物具有恶臭，大多数口臭都来源于此。

此外，平常口腔中有时也会出现不良气味。睡眠后早晨起床时，抽烟、饮酒或熬夜后，口腔容易出现异味；食用了大蒜、洋葱等带有刺激性气味的食物也可能导致口臭。

还有，我们的口腔上连鼻腔，下经咽喉再到食管和胃肠，这些相连部位的健康问题也会引起口腔的异味，例如鼻窦炎、急慢性胃炎等，还有一些内分泌系统的疾病比如说糖尿病也会引起口臭。

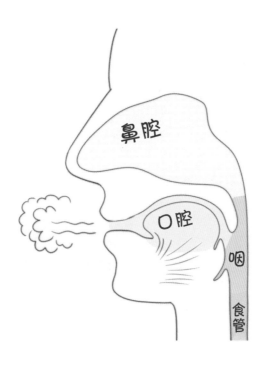

缓解口臭尴尬，首先需要去除病因，针对上述提到的原因，应及时处理。其次，针对性地做好口腔卫生措施，刷牙漱口、使

用牙线、定期洗牙；每天清洁舌背部的舌苔，清洁时可以用刮舌器轻刮舌背 3～5 次，再清水漱口。然后，戒烟限酒去除不良嗜好。如果口臭还是没有得到明显缓解，就需要去口腔科就诊，让医生来进行专业的诊断和治疗，如果发现有其他器官的健康问题，则需要去相关的科室做进一步的检查和处理。

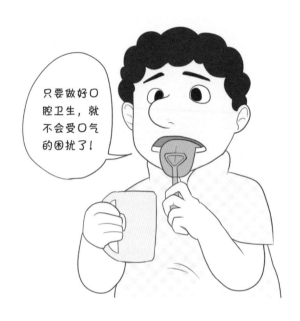

温馨提示　保持良好的口腔卫生可以帮助我们远离口气困扰。

7. 防范口腔溃疡需保持健康的生活习惯

口腔溃疡真烦恼　红黄凹痛常来闹
持续十天多自愈　隔段时间又骚扰
中青年人最多见　经久不愈事不小
生活规律睡眠足　饮食健康少烦恼

很多人尤其是中青年人，都会抱怨自己深受口腔溃疡的困扰。溃疡经常反反复复发作，虽然很多时候 1～2 周就自行痊愈了，但是隔一段时间又会反复出现，而且每次出现都搅得人没法好好吃东西，甚至说话都疼。这种反复发作的溃疡，临床上称为复发性阿弗他溃疡，是口腔黏膜科最常见的一种疾病。

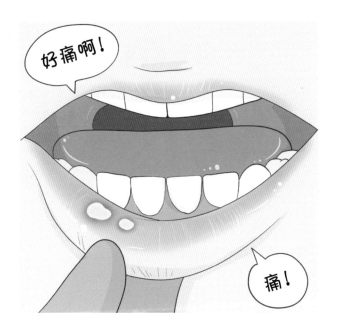

生活中，我们留心观察的话可能会发现，很多情况都会诱发口腔溃疡，比如一段时间经常熬夜加班、精神压力大，感冒发热或者吃了一顿麻辣小龙虾等。除此之外，口腔溃疡的发作和免疫力下降也有一定的关系，营养不良、维生素 B_{12} 或微量元素锌、铁缺乏等也可能引起溃疡发作。

轻型的复发性阿弗他溃疡一般 7 天左右会自行痊愈，不需要特殊处理。我们需要做的就是养成健康的生活习惯，尽量减少溃疡的发作：①平常应注意保持口腔清洁，戒烟戒酒，生活起居有规律，保证充足的睡眠；②饮食健康，多吃蔬菜水果，少吃辛辣刺激的食物；③避免过度劳累，保持心情愉悦。对于病变范围较大、持续时间较长的重型阿弗他溃疡，需要及时就医治疗，需要特别注意，平常一两周就能痊愈的溃疡，很长时间都没好，这时就得警惕了，经久不愈的溃疡有癌变的风险，需要及时就诊做进一步检查。

温馨提示　保持健康的生活习惯可以减少口腔溃疡发作。

8. 智齿长歪藏隐患，及早拔除保健康

第三磨牙叫智齿　容易长歪人不知
空间不足多惹祸　成为日常烦恼事
牙疼脸肿口难张　快找牙医帮忙治
及早拔除避祸端　保护健康真明智

　　智齿，又叫第三磨牙，一般在 18～25 岁萌出，由于刚好是人的心智趋于成熟的年纪，故得名"智齿"。

　　智齿是第三颗也就是最后萌出的磨牙（俗称"大牙"）。它和前面两颗大牙的作用类似，都是用来磨碎食物的。在人类进化过程中，人类的食物变得越来越精细，我们的颌骨渐渐退化变小，导致部分人智齿的生长空间变小，这时候智齿为了上位，会用尽力气横七竖八往外长，顶着前面大牙横着长的、倒着长的，各种姿势口腔医生们可是都见过，这种不在正常位置长出的智齿称为阻生智齿。

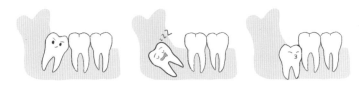

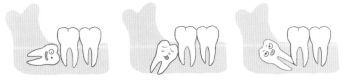

用尽力气横七竖八地往外长

17

为什么口腔医生都建议拔掉阻生的智齿呢？阻生智齿周围有牙龈包绕，成为食物残渣的窝点，清洁困难，动不动会给我们颜色看看：牙齿周围发炎疼痛，半边脸肿起来，吃东西张不开口，这就是我们常说的智齿冠周炎。部分阻生的智齿，还容易使相邻的牙齿产生龋病。所以，医生建议，一旦判断智齿阻生，尽早果断拔除是最直接有效的方法。

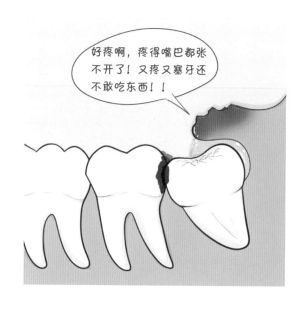

可是，即便它反复疼痛，多数人都会纠结是拔还是不拔。还有人说聪明的人才长智齿，拔智齿会变笨，这些说法是不科学的。尤其是女性准备当妈妈之前，一定要检查有没有长不出来的智齿，如果有，就一定要拔掉再怀孕，否则怀孕期间发炎就会格外棘手。

而对于位置长得比较正，周围组织没有发炎和疼痛、没有龋坏的智齿，可以考虑保留。

温馨提示 位置歪斜、萌出空间不足，尤其是经常发炎捣乱的智齿，应该尽早拔除。

9. > 种植牙的优点和缺点

牙齿缺失危害大　常言缺啥就补啥
及早修复很重要　快找牙医给诊查
种植义齿功能好　事前仔细去谋划
咬合稳定又美观　身心健康功劳大

当嘴巴里有牙齿掉了以后，人就会感觉吃东西不如以前得劲儿，时间久了还会引发牙槽骨的萎缩、牙齿歪斜、咬合力减弱甚至营养不良等症状。为了防止这些影响，我们可以采用各种方法来恢复缺失的牙齿，种植牙即为其中一种有效的方法。

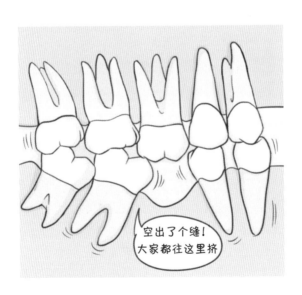

种植牙是通过在口腔内的骨头里埋入一根种植体来替代天然牙的牙根，再通过在种植体上面做一个假牙来替代天然牙的牙冠，最大限度地模仿了天然牙的形态和功能，而且它固定假牙的

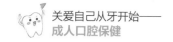
方法不需要磨损附近的天然牙，也在很大程度上保护了我们口腔内其他健康的牙齿，因此种植牙也被赞誉为人类的"第三副牙齿"。

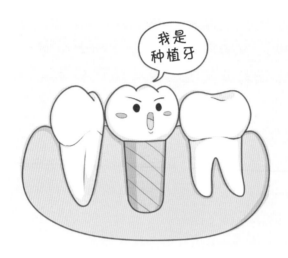

种植牙的优点多，包括外形美观，接近我们自己的天然牙，清洁方便，吃东西给力，还能避免对天然牙的损伤。

种植牙虽然优点很多，但也绝非万能。自身牙槽骨的条件很重要，足够的牙槽骨是种植牙的基础。良好的设计、医生的操作、清洁的口腔环境以及术后的定期复查，是保持种植牙长期良好状态的必要保障。另外，种植牙的费用较高。

温馨提示: 缺牙后不宜长时间空置，应尽早修复缺牙，恢复功能。种植牙能在很大程度上恢复缺失牙齿的功能，可根据需要进行选择。

10. 正确的刷牙方式有助于维护口腔健康

正确刷牙很重要　水平颤动要记牢
刷毛朝向对牙根　刷毛牙面半直角
水平颤动再拂刷　每天两次不能少
每次至少两分钟　才能保证效果好

刷牙是口腔日常保健的重要方式之一，正确的刷牙方法有助于减少和清除牙齿各个面的细菌和食物残渣。刷牙的方法有很多，每个人的刷牙方式也不尽相同，但正确的刷牙方式应至少由颤动、旋转和拂刷三个基本动作组成。

对成年人来说，目前较为推荐的刷牙方法为水平颤动拂刷法，又称改良巴氏刷牙法。具体的操作方法如下：

（1）在刷牙齿的内外侧面时，将牙刷刷毛与牙面呈45°角，刷毛朝向牙根方向，并轻微加压，每次以2～3颗牙为一组，用短距离水平来回颤动的方式刷牙颈部，注意力量和幅度不宜过大，否则容易损伤牙齿。

（2）再将牙刷向牙冠方向旋转，拂刷牙齿的整个侧面。

（3）刷前牙的内侧面时，由于牙刷无法横向放置，应将牙刷头竖放在牙面上，上前牙自上而下拂刷，下前牙自下而上拂刷。

（4）在刷牙齿的咬合面时，将刷毛垂直于咬合面，稍微用力来回拂刷。

（5）在刷完一个区域移动至下一个区域时，应注意与前一区域有重叠的部分。

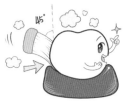

1. 刷毛与牙面呈 45° 角

2. 略加压使刷毛部分进入牙间隙和龈沟

3. 水平颤动牙刷 8~10 次, 然后上方往下, 下方往上轻拂牙齿表面

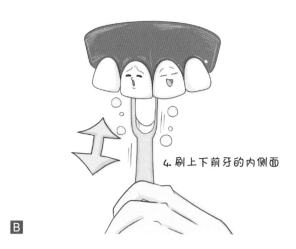

A

4. 刷上下前牙的内侧面

B

5. 来回刷咬合面

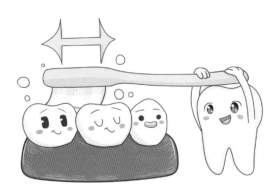

C

　　为保证刷牙时不遗漏某些位置，应按照个人习惯养成固定的刷牙顺序，保证刷到每个牙的每个面。而某些较难刷到的部位，如上下最后一颗牙齿或牙齿排列不齐的部位，在刷牙时应重点关注。推荐普通人群每天至少刷牙两次，每次至少2分钟。

　　如果刷牙方法正确，手动牙刷和电动牙刷能达到相同的口腔清洁效果，电动牙刷相比手动牙刷在相同时间内有更高的刷牙效率。如果目前使用手动牙刷无法达到较好刷牙效果，可考虑使用电动牙刷以提高刷牙效率。

温馨提示　刷牙能有效维护口腔健康，应掌握正确的刷牙方法。

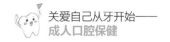
11. 不正确的刷牙方式可能损害您的口腔健康

刷牙不当易伤牙　日常留心要记下
水平横刷不可取　如同锯齿锯伤它
牙刷选择应仔细　保健牙刷才可以
刷牙力量要控制　轻轻加压最适宜

刷牙是口腔日常保健的重要方式之一，我们前面提到了成年人推荐使用的水平颤动拂刷法，采用这种正确的刷牙方式能有效维护口腔健康，但不正确的刷牙方式不仅不能有效地去除食物残渣和细菌，还会引起各种不良的后果。

比如说，目前许多人采用的水平拉锯式的横刷法其实并不正确。这种错误的刷牙方式，不能有效地清洁牙齿的侧面和牙颈部，而且刷牙时不易控制力量，容易用力过大对牙龈和牙齿造成损伤，导致牙龈退缩和牙根暴露，影响美观。同时横刷法还会在牙齿颈部形成"V"形缺损（又称为楔状缺损），导致进食冷、热、酸、甜食物时牙齿酸胀敏感的症状，严重的缺损还会导致牙齿的疼痛甚至折断。

有一部分人群刷牙时只注重前牙区或牙齿外侧面的清洁程度，但是忽略了对后牙区或牙齿内侧面的清洁，导致这些部位的细菌大量滋生，并引起诸如牙周炎、龋病等口腔疾病。

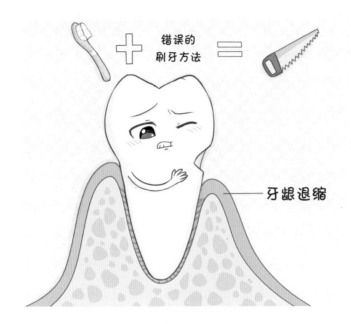

错误的
刷牙方法

牙龈退缩

温馨
提示　不正确的刷牙方式不利
于口腔健康，应掌握正确的刷
牙方法并选择合适的牙刷。

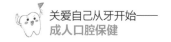

12. > 牙线让我们的口腔更加健康

小小牙线作用大　配合漱口与刷牙
相邻牙缝挨着紧　嵌塞食物不易刷
牙线此处显神威　牙缝清洁要靠它
刷好牙后勤使用　食物细菌不见啦

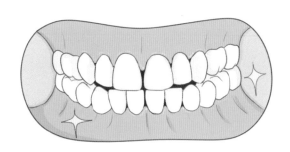

引起龋病和牙周病的牙菌斑，不仅存在于牙齿容易观看到的牙面，如唇侧面、舌侧面，还存在于牙齿与牙齿相邻接的牙缝中。牙缝较宽的话还容易嵌塞食物残渣，细菌和食物残渣，会导致牙龈红肿出血。这些部位牙刷的刷毛难以进入进行清洁，但如

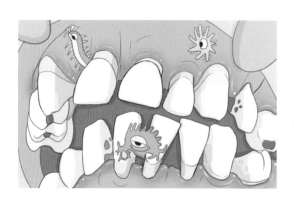

长期放任不管，既会引起牙齿邻面的破坏，也会导致牙龈萎缩并导致牙齿周围的骨头吸收。餐后使用牙线是口腔医生推荐的一种有效的清洁牙齿的方法。

　　牙线作为清洁牙缝的有效工具应该如何正确使用呢？以卷轴状牙线为例：

　　（1）取 30～40cm 长的一段牙线，两端缠绕于左右手的中指上。

　　（2）清洁上前牙时，先将食指伸入口内，拇指在口外绷紧牙线，牙线前后拉锯状运动进入牙缝。

　　（3）清洁上后牙时，用同侧手拇指及对侧手食指指腹绷紧牙线，拇指在牙的外侧协助将嘴唇牵开。

　　（4）清洁所有下牙时可由两手食指执线，手指轻轻加力，使牙线到达接触点以下的牙面，并进入牙龈边缘清洁。

　　（5）将牙线 C 型包绕牙面，上下反复摩擦刮除牙面菌斑。每个牙面要上下剔刮 4～6 次，直至牙面清洁。

　　（6）每个区段清洁完后都应用清水漱口，去除被牙线刮下的细菌。

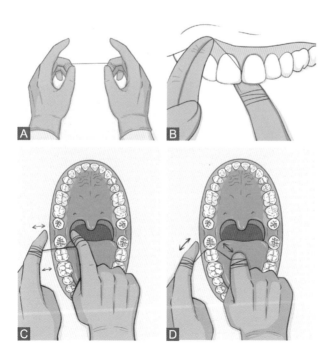

牙线是一种牙医推荐的清除牙缝细菌的工具。但是使用牙线是不能替代刷牙的，所以我们建议在每天早晚刷牙的基础上，配合使用牙线，让我们的口腔健康更加有保障！

温馨
提示 坚持餐后使用牙线是维护口腔健康的重要一步。

13. 定期检查，定期洁牙

小小龋齿事不小　　牙龈疼痛常困扰
早期发现很重要　　去除病因免烦恼
按时洗牙除牙石　　去除炎症牙龈好
定期检查防牙病　　早期治疗苦痛少

很多人会认为，只要每天早晚认真刷牙，牙齿没有疼痛，自己就拥有了一口健康的牙齿。那么真的是这样的吗？

虽然每天刷牙能清洁牙齿，但在我们刷不到的地方，细菌还会慢慢滋生，破坏我们的牙齿，一步步到达我们牙齿的最深处，从而形成龋齿，引起牙齿的疼痛。这个过程非常缓慢，短则数月，长则数年，在龋病发生的早期，我们通常因为没有任何感觉而忽略，当龋病发展到牙齿深部令我们感到疼痛时，所需要的口腔治疗会更复杂，也更疼痛。

同样，牙齿上的细菌会与唾液中的盐分结合形成坚硬的石头，也就是我们常说的"牙结石"，沉积在牙齿表面，诱发牙龈出血，严重时牙齿会松动、移位甚至脱落，对我们的口腔健康有百害而无一利。而一旦形成了牙石，仅靠刷牙是无法去除的，如果放任不管它们会越来越坚固，也越来越难去除。此时应定期由医生"洗牙"，去除堆积在牙齿表面的牙结石。

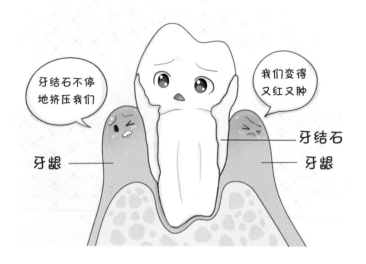

因此，我们必须定期接受口腔检查，阻断龋病和牙龈发炎的进程。做到早发现，早诊断，早治疗。正常情况下，每6个月做一次口腔检查，每年进行1～2次洗牙，牙龈情况不佳或有牙周炎时，需要3个月检查一次口腔，及时清除牙结石，维护牙周健康。

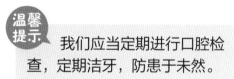

温馨提示　我们应当定期进行口腔检查，定期洁牙，防患于未然。

14. 选择适合自己的牙刷

要问牙刷咋选好　基本原则可参考
牙刷头要小一点　刷毛中毛或软毛
刷毛尖端圆钝形　刷柄能够把握牢
如果手动刷不好　电动牙刷可选挑

牙刷，是保持口腔清洁的重要工具，包括手动牙刷和电动牙刷。根据刷头形状和刷毛排列的不同，牙刷又分为通用型和特异型两大类。通用型牙刷以直柄为宜，刷毛软硬适度，排列平齐，毛束排列一般为 10～12 束长、3～4 束宽，各束之间有一定间距。特异型牙刷，是为了适应口腔的特殊情况和特殊目的而设计的，比方说为正畸戴固定矫正器而设计的"V"型牙刷、牙缝刷、义齿刷等。对于手动牙刷无法达到理想刷牙效果的人，可适当选择电动牙刷以提高刷牙效率，保证口腔清洁效果。

选择牙刷的基本原则包括：①刷头小；②刷毛硬度为中度或软毛；③刷柄易把握；④根据不同生长发育的阶段选择牙刷。具体来说：

（1）一般人可选中毛或软毛，刷毛末端磨圆的牙刷，保证清洁力的同时对牙齿牙龈更加柔和，在刷牙过程中不易造成伤害。

（2）对于不能掌握正确刷牙方法的人，特别是喜欢采用横刷法者，可适当选择更高效和特殊设计的牙刷，如电动牙刷。

（3）对于不能养成良好刷牙习惯的人，可配合使用计时器、菌斑显色剂等工具或推荐使用带智能向导的电动牙刷。

（4）对于舌苔多的人，可选带有舌苔清洁器的牙刷，能帮助

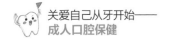
清除舌苔，可减轻和预防口臭。

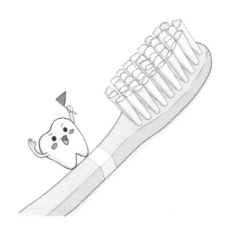

温馨提示　选择牙刷时，应针对不同年龄和口腔具体情况选择不同的牙刷。

15. 选择适合自己的牙膏

要问牙膏咋选好　因人而异分类找
普通功效两大类　都不治病应知晓
如果容易患龋病　含氟牙膏错不了
功效牙膏哪种好　问问牙医就知道

　　牙膏是辅助刷牙的一种制剂，可增强刷牙的摩擦力，帮助去除食物残渣、软垢和牙菌斑，有助于消除或减轻口腔异味，使口气清新。牙膏大致可分为普通牙膏和功效牙膏两大类。普通牙膏就是不含功效成分的牙膏，主要用于清洁牙齿，清新口气；功效牙膏就是各种含有功效成分的牙膏，除清洁牙齿外，还带有一定的护理功效。

　　应该根据自己的需要选择牙膏。一般可以常规选择含氟牙膏，提高牙齿的防龋能力；如需要减少牙菌斑和牙龈炎，可选含抑菌成分或其他生物制剂的牙膏；有牙本质敏感症状时，可选用脱敏牙膏。但不管选择什么种类的牙膏，都要知道：牙膏不能治疗疾病，如果有了口腔疾病，还是要及时就医，才能真正解决问题。

温馨提示　面对众多的牙膏品种，要根据自己的需要选择适合自己的牙膏。同时要认识到，牙膏无法治疗口腔疾病，如果有了口腔问题，还是应该及时就医，寻找专业的帮助。

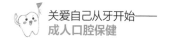
16. 戒烟限酒，拒绝槟榔，防止口腔癌

吸烟饮酒嚼槟榔　生活陋习帮倒忙
吸烟害处有多项　影响肺部和口腔
喝酒应酬情难却　酒精过多身体伤
槟榔引发口腔癌　改掉陋习更健康

口腔癌是发生在牙龈、颊、舌、口底等部位的恶性肿瘤，吸烟、饮酒和嚼槟榔是引起口腔癌的重要危险因素。

吸烟对肺部和其他器官的危害众所周知，殊不知，吸烟对口腔健康也有很大危害。《中国居民口腔健康指南》中指出，吸烟是引起口腔癌的主要危险因素，90%以上的口腔癌患者是吸烟者。吸烟会导致口腔癌，因为烟草与烟气中含有多种有害物质可导致和促进癌症发生。

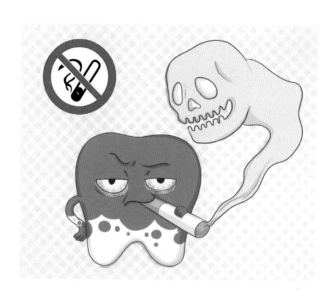

　　饮酒容易引发的口腔癌主要有舌癌与口底癌，因为酒和舌头、口腔底部的黏膜反复接触，引起黏膜烧伤并增加对致癌物质的吸收。酒精含量越高，致癌的危险性越大。酒精的致癌作用非常大，2017 年来自美国临床肿瘤协会最新数据显示：41% 的口腔癌，23% 的喉癌，22% 的肝癌和 21% 的食管癌均与饮酒相关。

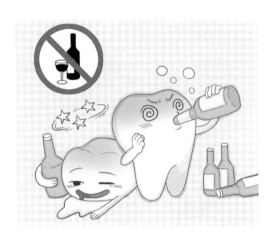

　　"槟榔果"已经被世界卫生组织列为一级致癌物。槟榔一般由槟榔叶、槟榔子、熟石灰和烟草构成，其中的烟草和石灰对口腔黏膜具有损害作用。

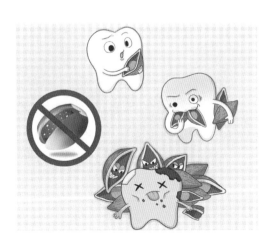

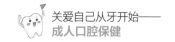

对于 40 岁以上长期吸烟、吸烟量在每天 20 支以上者，既吸烟又有饮酒习惯者，因吸烟刺激口腔已有白斑的患者，以及长期嚼槟榔者，应请口腔医生定期进行口腔检查，自己也要注意口腔里的异常状况。

最后，需要提醒大家的口腔癌警告标志有：①口腔内有 2 周以上未愈合的溃疡；②口腔黏膜有白色、红色和发暗的斑；③口腔与颈部有不明原因的肿胀和淋巴结肿大；④口腔内还有不明原因的反复出血；⑤面部、口腔、咽部和颈部有不明原因的麻木与疼痛。

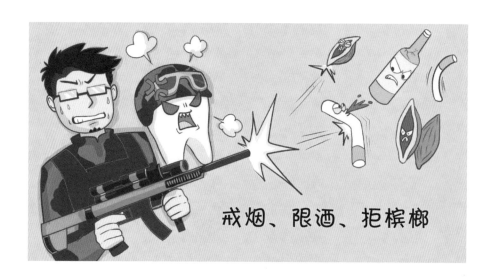

戒烟、限酒、拒槟榔

温馨提示 戒烟限酒、远离槟榔，形成有益口腔健康的生活方式，可预防口腔癌的发生。

第二篇

老年人

口腔保健

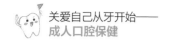

1. 牙根外露，不容小觑

开口笑来牙根露　牙龈萎缩要关注
口腔卫生保持好　牙周健康没烦恼

人到老年，牙龈萎缩越来越明显。许多老年人出现了张口笑时牙根外露的情况，这对老年人造成了一定的影响，带来了不适。牙龈萎缩是怎么出现的呢？是不是人老了牙龈就一定会萎缩呢？

一般情况下，牙龈覆盖在牙根表面，看不到牙根。

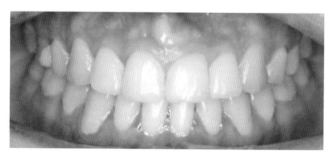

正常的牙龈

当牙龈发生萎缩后，牙根就暴露在口腔中了。

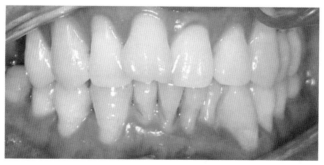

牙龈退缩引起牙根暴露

一般随着年龄的增长，牙龈容易逐渐萎缩，而牙周的炎症、长期刷牙方法不当、不正确地使用牙签等则会加速牙龈的萎缩。

牙龈萎缩以后，不但影响美观，还容易出现牙齿遇冷、热、酸、甜敏感，甚至疼痛，牙周病引起的牙龈萎缩，严重时还伴有牙齿松动，咀嚼功能下降，影响老年人的生活质量。

那么，如何预防牙龈萎缩呢？首先，良好的口腔保健是关键，应做到早晚正确刷牙，饭后漱口，使用牙线，定期口腔检查，防患于未然。买牙刷时选用中软毛牙刷，尽量少用硬毛的牙刷；刷牙方法要正确，不能大力横刷；饭后漱口，清除食物残渣。积极使用牙线，去除牙齿邻面的牙菌斑。牙缝宽的使用牙缝刷清洁。每半年到一年到正规的医疗机构进行一次口腔检查和口腔洁治，已经患有牙周病的老年人治疗后按医嘱定期复查。

如果已经出现了牙龈萎缩的情况，除了保持良好的口腔卫生，还应进行必要的治疗。对于牙龈萎缩引起的牙齿敏感症状，可以首先使用抗敏感牙膏缓解，如果抗过敏牙膏效果不明显，就需要请牙科医生帮忙了。由于牙周病引起的牙龈萎缩，则需要进行专业的牙周治疗了。

温馨提示 保持良好的口腔卫生，正确使用口腔清洁工具，防治牙周炎症，可以有效地预防牙龈萎缩。

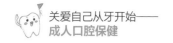

2. 早期发现、及时治疗牙根面上的龋洞

牙根也会出龋洞　忽视大意理不容
定期医院做检查　防患未然立大功

老年人牙龈萎缩多见，牙根暴露在口腔中，由于唾液的减少以及清洁措施不力，牙根容易发生龋病，影响老年人口腔健康。

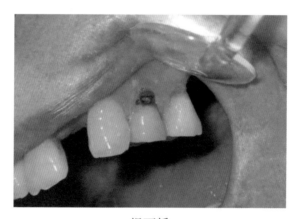

根面龋

发生在牙齿邻面的根面龋，由于位置隐蔽，不容易被发现，常常需要照 X 线牙片协助诊断。牙根面的外层（牙骨质层）比牙冠的外层（牙釉质层）薄，硬度低。因此，发生在牙根面的龋损比发生在牙冠的进展快，更需要及早治疗。并且，与牙冠龋相比，根面龋治疗更困难，因而根面龋的预防尤为重要。

对于牙龈萎缩后暴露的牙根，清洁必不可少。除了常规使用含氟牙膏、早晚刷牙之外，餐后的牙缝清洁也很重要。牙缝清洁可以使用牙线。宽的牙缝则使用牙缝刷，可以在超市的口腔清洁

用品专区购买适合自己使用的不同规格大小的牙缝刷。此外，老
年人也可以使用冲牙器进行牙缝的清洁。另外，到口腔医疗机构
进行局部涂氟，可以有效预防根面龋。

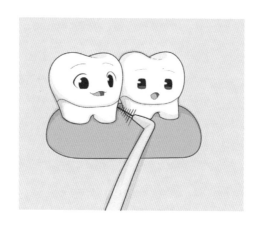

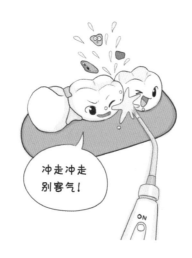

已经发生根面龋的老年人就需要
寻求口腔医生的帮助了。根面龋越严
重，治疗方法就越复杂，治疗成功率
也相对降低，所以早期治疗是关键！

温馨
提示 　根面龋重在预
防，定期检查能够早
期发现、早期治疗。

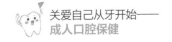

3. 警惕牙齿松动，预防牙周疾病

口腔卫生应注重　牙周健康齿不松
牙好胃好身体好　幸福晚年永常青

常听老年朋友说："老掉牙，老掉牙，老了就会掉牙了。"其实不然，如果我们口腔护理得当，并不会因为年纪变大牙齿就脱落。那老年人为什么很多都有牙齿缺失呢？这相当一部分是由牙周病引起的。

什么是牙周病呢？牙周病就是牙齿周围的支持组织发生了疾病，如果把牙齿比作一棵树，牙周组织就是包绕树根的土壤，土壤破坏了，树就会摇晃，甚至倒下。牙周支持组织破坏了，牙齿就会发生松动，甚至脱落。

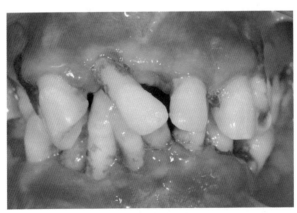

牙周炎的临床表现：牙齿松动移位

牙周病是由什么原因引起的呢？引起牙周病的最主要的原因是牙菌斑。如果不注意口腔清洁，食物残渣黏附在牙齿表面，成

为口腔中细菌的营养源，逐渐形成牙菌斑。牙菌斑肉眼不易看到，通过菌斑染色可以清楚显现，通过刷牙和使用牙线可以清除牙菌斑。除了牙菌斑以外，吸烟及一些口腔局部的不良因素如牙列不齐等，和全身疾病如糖尿病会促进牙周病的发展。

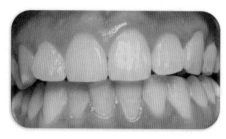 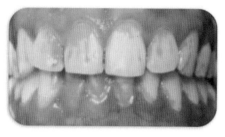

菌斑染色前　　　　　　　　　　　　菌斑染色后

牙菌斑染色前后示意图

怎样预防牙周病呢？首先，要及时清除牙菌斑，保持口腔清洁卫生。刷牙是清除牙菌斑的有效方法。我们推荐采用水平颤动拂刷法刷牙。推荐早晚刷牙，每次刷牙 2 ~ 3 分钟。不过，刷牙不能彻底清除牙缝的牙菌斑，需要结合使用牙缝清洁工具了。牙缝清洁一般使用牙线，如果牙缝变大，根据牙缝的大小，可以选择合适型号的牙缝刷，清除牙缝里的菌斑。

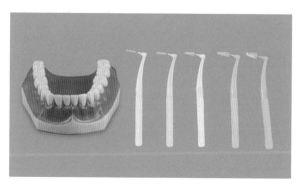

不同型号大小的牙缝刷

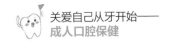
预防牙周病还要减少引起牙周病的局部因素，如果平时吃东西的时候总是会塞牙，或者补了牙、镶了牙觉得不舒服，就要及时找口腔医生帮忙，避免影响牙周健康。已经证明吸烟是牙周炎的独立危险因素，会加重牙周病，牙周病患者更需要戒烟。预防牙周病还要控制某些全身性的疾病，如糖尿病。通过采取积极的措施，牙周病是可以预防的。

温馨提示　牙周健康很重要，爱牙护齿身体好。

4. 不是所有牙齿都值得保留

残根残冠莫轻看　成为病灶酿大患
拔与不拔莫随办　合理处置保平安

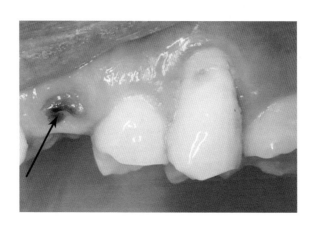

　　你认为照片中箭头所指的牙齿应该拔掉，还是要留下来呢？老年患者诊治牙病时，时常会碰到拔牙的问题。对于拔牙，他们常持有不同的态度。有的牙齿经过保守治疗时可以保留的，但他们觉得牙齿有病后拔除省时、省事，反正还有剩下的牙齿可以用。相反，有的患者的牙齿已经无法治疗了，但他们却不愿拔牙。显然，这两种拔牙的态度都是片面的，能治疗保留的牙齿应尽量保留，而该拔除的牙齿也要及时拔除。

　　该拔除的牙齿不拔除有什么后果呢？某些严重的病牙里的细菌可进入血液到达软组织，引起局部和全身的炎症，此外，残留的牙冠、牙根，还会在咀嚼过程中刺激舌、颊黏膜形成溃疡，长期的不良刺激有可能会诱发癌变。

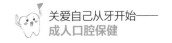

　　所以，如果老年人口腔中有残留的牙冠、牙根，应去专业的口腔医疗机构进行全面的检查，口腔医生会通过检查，全面评估残留牙齿的牙根、牙周状况，再综合考虑患者的全身状况后决定该保留还是拔除，老年人应与医生充分协商后，认真考虑医生的建议。千万不能自作主张，随意处置！

> **温馨提示** 老年人的牙齿需不需要拔除，应该由口腔医生来评估后决定。

5. 牙齿掉了，要及早镶牙

牙齿掉了及时镶　缺牙问题别拖放
置之不理不妥当　日积月累惹病殃

在我们每天享受口福的过程中，牙齿默默地发挥了重要的作用。但如果我们不爱护牙齿，不注重口腔保健，牙齿有时会面临拔除的境地。而牙齿缺失后，不少人对缺牙却又置之不理，认为还有许多其他牙齿可以用，等到其他牙也用不上了再一起修复。殊不知，有时等到多年以后，缺失的牙齿已经失去了修复的最好时机，甚至不能修复了。

牙齿缺失对整个口腔功能都有较大的影响。前牙缺失除了影响美观及发音外，切割功能也相应下降；后牙缺失则会使咀嚼功能受影响。牙齿长期缺失，牙齿扎根的牙槽骨受到的生理性刺激减弱，导致牙槽骨萎缩变薄，会严重影响后期的镶牙。部分患者由于缺牙，长期使用另外一侧咀嚼，造成其余牙齿负担加重，磨耗加剧。长期偏侧咀嚼，可以导致咀嚼肌疼痛，开口弹响，局部关节疼痛、头痛等症状。

另外，牙齿缺失后，整个牙列的完整性被破坏，相邻牙齿会逐步向缺隙侧倾斜、移位，对颌牙齿也会向缺隙侧伸长。长年累月，牙齿排列及咬合关系变得紊乱，给日后的修复带来困难，影响修复效果。

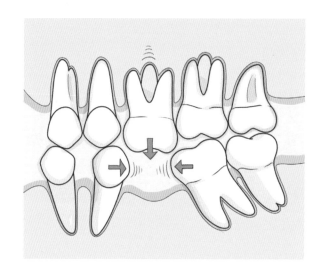

　　牙齿缺失的危害可能一开始不像其他疾病那样严重，但随着年龄、时间的增加会日益明显。现代修复手段和修复材料日新月异，对于不同的缺牙情况有不同的修复方法。缺牙后应该及时咨询医生，尽可能通过各类固定、活动、种植等方法进行修复。通过对缺失牙齿的修复，一方面可以将缺牙的功能予以恢复，避免继发的疾病；另一方面，维持正常的牙齿排列和咬合关系，避免今后修复的困难。总之，缺牙之后，要尽早咨询口腔医生，寻求适当的修复方法。

温馨提示 牙齿缺失后，应尽快去专业医疗机构修复，维持牙列的完整，避免继发疾病。

6.> 假牙的选择

缺牙需要及时镶　　牙齿咬合才恰当
活动假牙需摘戴　　有时仍不可替代
固定假牙需磨牙　　基牙条件需保障
种植假牙不磨牙　　使用方便高大上

　　牙齿缺失是老年人重要的口腔问题，随着我国人口老龄化，老年人修复缺失牙齿（镶牙）的需求更为突出。需要镶牙的老年朋友常常会问：镶牙有哪些方式呢？该如何选择？

　　其实，镶牙是个精细而复杂的过程，需要医师根据患者的缺牙情况制定相应的治疗方案。常见的修复方式有三类，即：活动假牙、固定假牙、种植假牙。下面我们分别介绍它们各自的特点。

　　（1）活动假牙：顾名思义，活动假牙是可以取出来的，又称可摘假牙。根据牙齿缺失多少，分为可摘局部义齿和全口义齿。适用于大多数牙齿缺失的情况。优点有：治疗周期短、磨除牙齿量小、价位相对低廉等。缺点有：体积较大，初戴时异物感较强，需要时间适应；偶尔牙龈会有压痛或擦伤，需要复诊调改；与固定假牙相比，咀嚼效率和稳定性较差；需要每天摘戴、清洗。

　　（2）固定假牙：是将缺牙区两侧牙齿磨小作为桥基牙，用搭桥形式恢复缺失牙，缺牙区所承受的咬合力

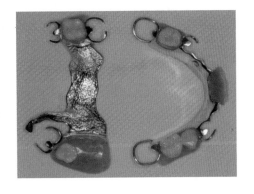

由两端桥基牙来分担。适应证：一个部位的缺失牙不能过多，限于 1～2 个牙齿缺失为宜；两端牙齿要稳固。优点：咀嚼效率高、不用摘戴、异物感小、易适应、美观。缺点：需要磨小两端牙齿，如果两端牙齿为健康的牙齿则损伤较大。

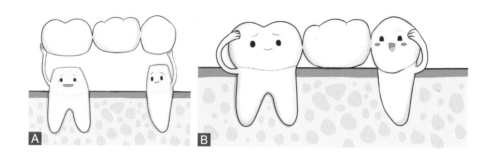

（3）种植牙：又称"种牙"。指通过手术，在缺牙区骨头内植入种植体，再在上面安装假牙。适应证：牙齿缺失数目多少都可选用，但需患者自身健康情况较好、种植部位牙槽骨条件好或通过手术将牙槽骨加宽加高到满足种植的要求。优点：咀嚼效率高、不损伤邻牙、不用摘戴、易适应、美观。缺点：治疗周期较长，3～6 个月甚至更长；价格较昂贵。

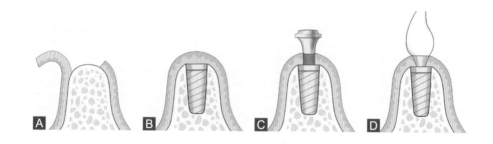

温馨
提示 假牙的选择需要根据自身
缺牙情况和全身健康情况来定。

7. 口腔黏膜的白色病变——小心口腔癌前病变

口腔黏膜粉红见　　重视白斑有病变
戒烟限酒拒槟榔　　尽早治疗是关键

口腔黏膜病变也是老年人常见的口腔疾病。口腔黏膜病变多数并没有明显症状，往往容易被忽略。白色病变是口腔黏膜的常见病变，有些是不要紧的，如白色过角化。有些就要小心了，如口腔白斑和扁平苔藓。

口腔白斑是口腔黏膜上的一种白色斑块，边界清楚，不能擦去。其中，3%～5%的病例可能转变为口腔癌，需要引起我们的重视。口腔白斑的病因还不完全清楚，与局部刺激如吸烟、嚼槟

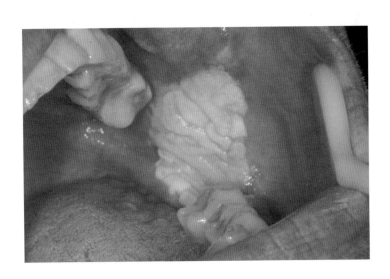

椰，白色念珠菌感染有关。全身因素包括微量元素缺乏、微循环改变、易感的遗传体质也可能引起口腔白斑。口腔白斑的症状往往不明显，可能有刺痛、局部发硬、有溃烂时出现疼痛等。

由于口腔白斑有癌变的可能，预防显得尤为重要。去除局部刺激因素，戒烟、限酒，少吃烫辣食物，保持健康生活习惯。尽早处理口腔里残留的烂牙根和不良修复体。

扁平苔藓是老年人一种较常见的口腔白色病损，女性比男性多见，非感染性，可反复发作，慢性迁延可达20年以上。扁平苔藓在黏膜表面出现白色病变，常为条纹，有时为斑块。多数没有症状，有的感觉黏膜不适，口干，严重充血糜烂时可有疼痛。由于口腔扁平苔藓患者的口腔癌发病率高于普通人群，因而口腔扁平苔藓的积极治疗和定期检查也是十分必要的。

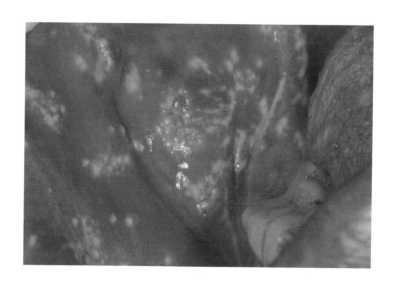

　　提醒老年朋友们，口腔里出现白色病变时，应尽快到口腔医疗机构就诊，查明病患，及早治疗，防患于未然。

温馨
提示　老年朋友们口腔里出现白色病变时，最好尽快到口腔医疗机构就诊，防患于未然最重要。

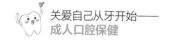
8. 解密灼口综合征

舌痛口干莫慌张　东奔西跑就医忙
精神因素是主因　放松心态无病恙

邻居张阿姨从单位退休后总是感觉到舌痛、口干、口苦，去医院检查过几次，也没发现明显的其他病症，可医生却说她得了"灼口综合征"。

灼口综合征病因不明，据认为跟精神因素相关。患者大多情绪不稳定，爱抱怨。中老年女性多见，更年期或绝经前后妇女患病率高，主要表现为口腔烧灼样疼痛，可感觉口干、口苦或进食无味等，早晨较轻，午后、夜间加重；空闲时较重，而在工作、吃饭、注意力分散时较轻。

灼口综合征患者主观症状明显，然而口腔检查常常没有病损表现。张阿姨到医院检查，医生告诉她检查没有发现问题，她刚开始也很怀疑，一再要求医生再认真检查一下。医生跟她说：

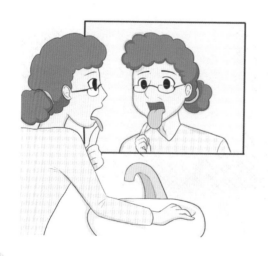

"阿姨，您这个是灼口综合征，不一定有病损的。但您也大可不必担心，充分相信医生，放松心情，保持积极乐观的心态，不要过分关注口腔症状，不要总是对着镜子伸舌头检查，老是伸舌头自检更容易疼痛。"

灼口综合征就是这样一种病，你越紧张，就感觉越疼。你到医院检查清楚了，依照医生意见，放松情绪，它反而就变好了。

温馨提示 罹患"灼口综合征"的老年朋友大可不必担心，放松心态，不要老是伸舌自我检查。

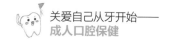
9. 好营养，好牙齿，好健康

牙齿健康身体棒　营养均衡最恰当
多吃蔬菜少吃糖　蛋白脂肪要适量
常常补充维生素　微量元素不能忘

营养是机体生命和健康的依托，营养不足和不平衡是包括口腔疾病在内的多种疾病的重要诱因。

（1）碳水化合物：饮食中碳水化合物特别是蔗糖具有直接致龋作用。使用蔗糖的次数、频率多少也与龋病发生有关。建议改变餐间吃甜食的习惯，尤其是睡前进食的习惯对牙齿危害最大。此外，碳酸饮料饮用过多会导致牙齿腐蚀严重，易出现牙齿酸蚀症。

（2）维生素：维生素 A 严重缺乏时，可加重牙周炎的程度。维生素 B 缺乏时容易导致口腔黏膜病如口腔溃疡、营养不良性口角炎等的发生。维生素 C 缺乏可以导致败血症的发生，引起牙龈出血、牙龈炎，会加剧牙周炎的进展，合并感染时可并发坏死性龈炎、坏死性口炎。维生素 D 与钙磷代谢有关，可促进牙齿中钙、磷的沉积，对预防龋病可能有一定作用。叶酸可以维持牙龈上皮的完整性。因此，叶酸缺乏可能会加重牙周组织的炎症。

（3）矿物质：钙、磷、氟、铁具有抗龋作用，硒、镁、铅具有致龋作用。食物中的矿物质中以钙、磷、氟对牙齿的发育和矿化最为重要。若在牙齿发育期间，钙磷缺乏，会导致牙齿萌出前釉质发育不全，减低其自身的抗龋能力。此外，唾液中的钙磷含量也与龋病发生有关。钙离子的摄入量和牙周炎相关，饮食中钙缺乏会增加牙周炎的患病风险。

（4）膳食纤维：粗纤维的饮食可以有效减少菌斑聚集，对龋病和牙周病具有保护作用。而软而精细的饮食可以促进菌斑聚集，会增加龋病和牙周病的患病风险。因此建议多食用粗纤维食物。

口腔健康与否也会影响营养物质的摄入。口腔健康出现状况会影响食物咀嚼和消化，继而可能导致营养问题。例如，牙齿缺失者咀嚼功能差，食物品种受限，影响营养的全面摄取，可能会影响人体的整体健康指标；口腔黏膜疾病导致患者口腔黏膜不适，影响营养摄取。因此，医师应建议患者注意日常口腔卫生，并定期行口腔检查和保健，及早恢复口腔功能。

温馨提示　多食用富含纤维的食物，少食用甜食，尤其要改变餐间和睡前吃甜食的习惯。

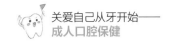
10. 漱口是常用的口腔清洁辅助方法

饭后漱口好习惯　去除残渣促清洁
清水茶水漱口水　口气清新有保障

漱口是常用的口腔清洁辅助方法。饭后漱口可去除口腔内的部分食物残渣，保持口腔清洁。有时为了辅助预防和控制口腔疾病，使用加入某些化学制剂或药物的溶液作为漱口剂，包括保健型和治疗型的漱口水。需要注意的是，漱口不能替代刷牙的作用。

饭后漱口可用清水或茶水，每次含漱 2～4 口，漱口可以去除部分食物残渣，但不能去除牙菌斑，去除牙菌斑需要刷牙、配合使用牙线或牙缝刷。

常用的保健型漱口水在超市可以买到，功效不一，主要有清新口气、控制菌斑和防龋等作用。预防龋病漱口水的常见有效成分是 0.05% 氟化钠，每天晚上刷牙后含漱 1 次即可。抑制牙菌斑的漱口水，有效成分有多种，包括香精油、酚类等。建议每天早晚各用一次，每次约 10ml，漱口后无须再用清水含漱。由于我们的口腔中存在着健康菌群，长期使用抑菌性漱口水会导致口腔菌群失调。因此，即便是保健型的抑制菌斑漱口水，也不建议长期使用。

　　治疗型漱口水通常是在患有牙周炎症时，由医生开处方后方可购买，包括含氯己定、西吡氯铵的漱口水。药物型漱口液的使用需遵医嘱。

温馨提示　饭后漱口虽然可以清除部分食物残渣，但不能去除牙菌斑，去除牙菌斑需要刷牙、配合使用牙线或牙缝刷。

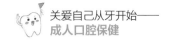

11. 食物嵌塞及牙缝清洁

牙线配合牙缝刷　食物嵌塞不害怕
清洁帮手冲牙器　冲洗牙缝依靠它

日常生活中，有些人饭后会有食物塞在牙缝之间，必须剔出来才感觉舒服，年龄大的人这种情况更常见。为什么随着年龄增长，会更容易塞牙？除了用牙签剔牙外，还有哪些方法可以清理牙齿间隙呢？

食物嵌塞是在咀嚼过程中，食物被咬合压力楔入相邻两牙的牙间隙内。正常人口腔中牙齿与牙齿之间紧密接触，一般不会发生食物嵌塞。但随着年龄增长，牙齿磨耗增加，导致牙齿与牙齿之间接触点变松弛，加上牙周疾病等情况，在咀嚼时就容易发生食物嵌塞。食物嵌塞，可以靠自己及时清理，做好牙缝清洁，有些则需要请医生帮忙治疗。

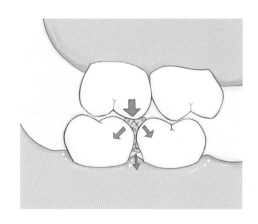

常用的清理牙缝的方法有牙线、牙间隙刷和冲牙器。

（1）牙线：牙线用于清洁牙间隙的菌斑和食物残渣。使用牙线时，一般取 20～25cm 长，用食指和拇指缓慢压入牙缝内，紧贴邻面做上下提拉动作清除牙菌斑。为了使用方便，有些牙线加上了手柄，称为牙线棒。

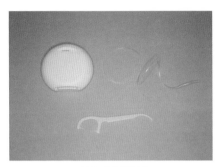

牙线及牙线棒

（2）牙间隙刷：牙间隙刷主要用于清除牙龈退缩、较宽的牙缝。牙间隙刷有不同型号，根据间隙宽窄选用合适的型号。

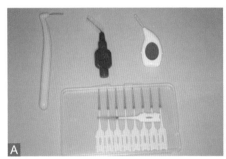
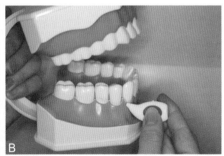

牙间隙刷

（3）冲牙器：冲牙器可以帮助去除牙间隙部位的食物残渣和软垢，在用餐后只要冲洗 1～3 分钟，可以冲掉牙缝里的食物残渣。但切记冲牙器替代不了刷牙和牙间隙刷的作用。

温馨提示：发生食物嵌塞后要及时清理，做好牙缝清洁工作很重要。

12. 做好假牙的护理，延长假牙使用寿命

假牙种类多又好　护理方法分类搞
活动义齿摘刷泡　忌用热水要记牢
固定义齿种植牙　护理不能差丝毫
科学方法来操作　使用假牙长久好

对于安装了假牙的老年人来说，科学护理假牙，不仅可以有利口腔健康，还能延长假牙的使用时间。假牙有不同类型，护理方法也各不一样。

（1）活动假牙的护理：活动假牙每天都需要护理。活动假牙护理口诀：一摘，二刷，三浸。第一步，把活动假牙从口腔里摘取下来。第二步，使用软毛牙刷轻轻刷洗，注意假牙的每个表面都要清洁。第三步，清洁后的活动假牙浸泡在清水中，可以加入假牙清洁片，但切忌用热水。

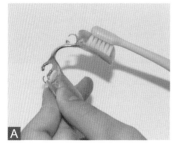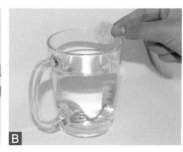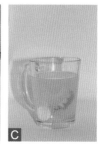

活动假牙的清洁
A. 使用软毛牙刷轻轻刷洗，仔细清洁假牙的各个地方
B. 睡前将假牙清洗干净后置于清水中
C. 可使用假牙清洁剂清除义齿上附着的细菌

（2）固定假牙的护理：固定假牙包括两端的桥基和中间的桥体。固定桥体底部的清洁需要使用特殊的牙线。牙线硬质那端缓缓穿过固定桥底部，两手牵拉牙线两端，中间膨胀部分左右拉动，清洁固定桥底部。

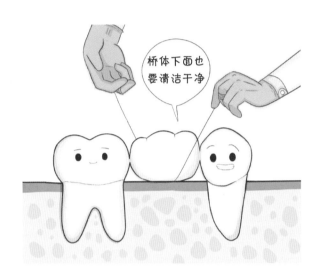

（3）种植牙的护理：种植假牙跟其他假牙一样也需要护理。平时使用时，种植牙应避免咬硬物，防止种植牙的损坏。要注意清洁种植牙上面以及种植牙与牙龈交界处的菌斑，预防炎症的发生。一般可以使用牙刷进行清洁，辅助牙线或者冲牙器清洁会更加有效。除此之外，定期到医院复查种植牙，专业医生会仔细检查种植体及周围情况，并根据卫生状况进行必要的专业护理。

温馨提示　科学护理好假牙，假牙使用寿命更长。

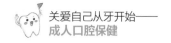

13. 口腔健康与心脑血管疾病

口腔感染是病根　炎症扩散至全身
身体想要常安稳　口腔维护把好门

人类口腔中有 700 多种细菌。这些细菌及其毒性产物能够进入身体其他部位，口腔健康问题更加引起人们重视。

口腔常见病包括龋病和牙周炎，两者均是细菌感染性疾病。特别是牙周炎，已发现其细菌及其代谢产物通过牙周组织进入血液，病原微生物会黏附于血管壁上，损害血管内皮细胞，同时增加血液黏稠度，促使血栓形成，增加心肌梗死风险。每天使用牙刷和牙线有效清洁牙齿，可降低口腔中引发动脉粥样硬化的细菌数量，从而降低患心脑血管疾病患病概率。因此，坚持每年定期口腔检查，积极治疗龋病、牙周病等口腔疾病，日常养成良好的口腔卫生习惯，才能保证牙好身体好！

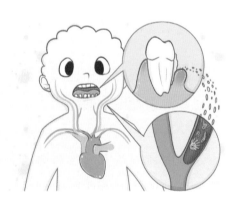

温馨提示　积极治疗和预防口腔疾病，可有效降低心脑血管疾病的患病概率。

14. 口腔健康与糖尿病

老年常见糖尿病　牙周相关有病情
牙周炎症血糖高　相互影响犯炎症
若把血糖控制好　口腔健康少疾病

　　糖尿病是老年人的常见多发病，患糖尿病的老年人经常会发现自己的牙齿松动、红肿，检查发现是患了牙周炎。实际上，糖尿病患者中牙周炎的患病率是很高的，这两种疾病密切相关、互相影响。

　　慢性牙周炎产生的炎症因子与糖尿病有密切关系，通过牙周炎治疗能够显著降低血糖和糖化血红蛋白水平。伴有牙周炎的糖尿病患者比牙周健康的糖尿病患者更易发生并发症。同时，糖尿病患者更易患牙周炎，程度也更重。糖尿病患者要更加注意口腔保健，一旦患有牙周炎要积极治疗，应遵循在控制血糖的前提下，多次、短时、以基础治疗为主的原则。建议牙周治疗安排在上午，早饭及服降糖药后，治疗时间应尽量短（2 小时以内，避免干扰正常饮食）。糖尿病患者更应特别重视自身口腔卫生，定期进行口腔复查，以兼顾血糖和牙周的良性循环。

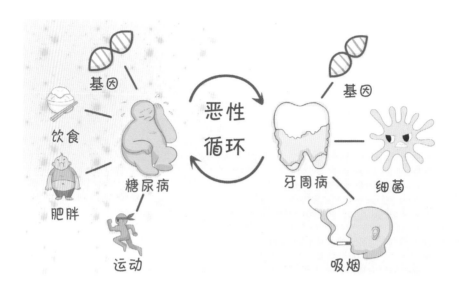

基因

饮食

肥胖

运动

糖尿病

恶性循环

牙周病

基因

细菌

吸烟

温馨提示　牙周炎与糖尿病互相促进、密切相关，所以糖尿病患者更应格外注意自身口腔健康的维护哦！

15. 帮助缺乏自理能力的长者护理口腔

> 失能长者护口腔　需有他人来帮忙
> 刷牙护理技巧强　站在老人右后方
> 饭后漱口习惯好　坚持有效不能忘
> 生活质量再提高　晚年幸福更健康

缺乏自理能力的老人是一类特殊人群，其口腔健康往往受到忽视。这类人群由于缺乏自理能力，他人帮忙进行口腔护理十分重要。那么，他人如何帮助失能老人进行口腔护理呢？有哪些技巧呢？

刷牙是主要的口腔护理方法。我们推荐失能老人使用电动牙刷。电动牙刷使用方便，口腔清洁效率高。牙膏则建议选择含氟牙膏，氟化物已经被证明可以有效预防龋齿。另外，可以选择冲牙器清洁牙缝，它是通过高压水柱的力量，冲洗牙缝之间的食物残渣，达到及时清除牙缝的作用。

合适的刷牙体位：他人帮助刷牙的体位非常重要，推荐帮助刷牙的护理人员站在被护理人的右后方，左手环抱被护理人的背部，手掌轻托被护理人的下颌，右手持牙刷进行操作。

漱口：漱口是一个简单有效的口腔护理方法。缺乏自理能力的老人，自己不能进行口腔护理，口腔卫生差，口腔环境酸碱失衡，饭后漱口不失为一种经济有效的口腔护理方法。一般推荐清水漱口。当采用漱口水漱口时，不需要稀释漱口水，按照说明书使用方法含漱 1～2 分钟。漱口后 30 分钟不宜进食。

假牙的护理：失能老人如果戴有假牙，还需要特别护理。对

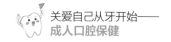

于活动假牙，需要每天早晚摘下，软毛牙刷刷洗义齿，有条件者可以使用假牙清洁片。

定期检查：预防大于治疗。我们推荐一年二次的常规口腔检查，有疾病早发现，早治疗。

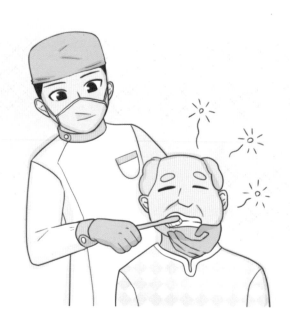

温馨
提示

　　失能长者的口腔健康，
需要他人的帮助。

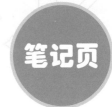
笔记页

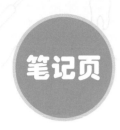

笔记页

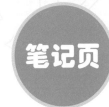

笔记页